D' Mlle MARIE NEYMANN

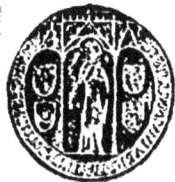

Emploi du Sérum gélatiné

et du Chlorure de Calcium

dans le traitement

des Hémoptysies tuberculeuses

MONTPELLIER

GUSTAVE FIRMIN ET MONTANE,

EMPLOI

DU SÉRUM GÉLATINÉ

ET DU CHLORURE DE CALCIUM

DANS LE TRAITEMENT

DES HÉMOPTYSIES TUBERCULEUSES

PAR

Mlle Marie NEYMANN

DOCTEUR EN MÉDECINE

MONTPELLIER

IMPRIMERIE Gustave FIRMIN et MONTANE

Rue Ferdinand-Fabre et Quai du Verdanson

—

1901

A MA MÈRE

Nous prions tous nos Maîtres de la Faculté et des Hôpitaux de recevoir l'expression de notre vive gratitude pour l'enseignement que nous avons reçu d'eux.

Nous remercions M. le professeur Carrieu d'avoir bien voulu nous faire l'honneur d'accepter la présidence de notre thèse ; nous lui devons aussi une vive reconnaissance de malade pour les soins qu'il nous a donnés.

INTRODUCTION

Nous nous proposons dans ce travail de prouver l'action hémostatique du sérum gélatiné et du chlorure de calcium dans le traitement des hémoptysies tuberculeuses.

Les hémostatiques employés en thérapeutique ont une action physiologique différente, suivant qu'ils agissent comme vaso-constricteurs ou comme coagulateurs. Les c.., tels que l'ergot de seigle et l'ipéca, rétrécissent le calibre du vaisseau et concourent ainsi à la formation du caillot. Les autres accélèrent la vitesse de coagulation du sang et aident au coagulum ; à ce groupe appartiennent le perchlorure de fer, les extraits organiques, la gélatine et le chlorure de calcium.

L'emploi des hémostatiques vaso-constricteurs doit être très réservé, à cause de leur toxicité et leur influence défavorable sur les vaisseaux à parois malades, par l'augmentation de la pression artérielle : en plus l'hémoptysie secondaire est possible par tiraillement et rupture du caillot lors du retour au calibre normal des vaisseaux.

Les hémostatiques coagulants, au contraire, ont des avantages très marqués. Ils exagèrent l'hémostase naturelle en augmentant la coagulabilité générale du sang ; l'hémostase est rapide et constante sans destruction des cellules avec lesquelles la substance coagulante se met en contact. Ce n'est que le perchlorure de fer, qui est véritablement nuisible par la production d'escarres aux points d'application, par la formation d'embolies et de phlébite.

Quant aux extraits organiques, ils sont encore mal étudiés et la difficulté qu'on éprouve pour les rendre aseptiques les excluent pour le moment de l'emploi thérapeutique.

Le sérum gélatiné, seul avec le chlorure de calcium, nous paraissent mériter d'être employés en cas d'hémorragie grave, grâce à leur innocuité et leur propriété de produire un caillot solide, adhérent et facilement organisable.

Les applications du sérum gélatiné et du chlorure de calcium dans le traitement des hémoptysies, faites par M. le professeur Carrieu, dans son service, lui ont donné des preuves heureuses de leur efficacité. Les succès obtenus et plus encore l'avis éclairé de M. le professeur Carrieu nous ont incité à choisir ce sujet pour notre thèse inaugurale.

EMPLOI DU SÉRUM GÉLATINÉ

ET DU CHLORURE DE CALCIUM

DANS LE TRAITEMENT DES HÉMOPTYSIES
TUBERCULEUSES

HISTORIQUE

La découverte thérapeutique de la gélatine est récente.

MM. Dastre et Floresco, à qui revient l'honneur de la découverte des propriétés coagulantes de la gélatine, publièrent, dans les *Archives de Physiologie* du mois d'avril 1896, leur étude sur la transformation de la gélatine dans l'économie. Au cours de leurs recherches ils constatèrent que l'injection d'une solution de gélatine dans les veines d'un chien rendait le sang plus coagulable.

En 1897, M. le docteur Lancereaux, le premier, appliqua les injections gélatineuses au traitement des anévrysmes non accessibles à l'intervention chirurgicale.

La même année paraissait une étude de M. Paul Carnot, où l'auteur montrait la valeur hémostatique des solutions de gélatine due à leur action coagulante sur le sang et il les rangeait parmi les hémostatiques de premier ordre.

Landouzy, dans sa leçon inaugurale en novembre 1897, insistait sur les avantages que la thérapeutique pouvait tirer des propriétés coagulantes de la gélatine.

Le docteur Arman Siredey publie une note, lue le 11 février 1898 (Société médicale des hôpitaux à Paris) sur l'emploi du sérum gélatiné dans les hémorragies diverses et le succès obtenu.

Les bons effets de la gélatine sont reconnus aussi par Hayem.

Dès lors le sérum gélatiné est entré dans la thérapeutique comme hémostatique local ou général.

En parcourant la bibliographie composée à ce sujet, dans les années 1898-1901, nous trouvons l'application de la gélatine faite avec succès dans le traitement des hémorragies diverses, notamment :

1° Dans les anévrysmes en général et ceux de l'aorte en particulier, par Lancereaux et Paulesco, Huchard, etc.;

2° Dans l'hémophylie, par Paul Carnot, qui associa à la gélatine le chlorure de calcium ;

3° Dans la variole hémorragique, par le docteur Porcheron (Hôpital de la Conception, Marseille) ;

4° Dans les hémoptysies, par Huchard, Davezac et Ozanne.

Quant au chlorure de calcium son emploi à titre d'hémostatique date à peu près de la même époque que celui de la gélatine.

M. Carnot s'en servit le premier, très heureusement, pour arrêter les hématémèses de l'ulcère de l'estomac, pour augmenter la coagulabilité du sang dans l'hémophylie et pour faire cesser l'hémoptysie des tuberculeux.

Dernièrement M. Roger, de Paris, publia, dans la *Revue de Médecine*, un cas de variole hémorragique traitée avec succès par le chlorure de calcium.

Antérieurement à ces applications, dès 1897, notre maître, le professeur Carrieu, introduisit dans la thérapeutique de la clinique médicale à l'Hôpital Suburbain l'emploi du sérum gélatiné et du chlorure de calcium dans le traitement des hémorragies internes et en obtint des résultats heureux.

LE SÉRUM GÉLATINÉ

Les recherches sur la gélatine au cours des expériences fondamentales de Dastre et Floresco, ont amené ces derniers à des conclusions probantes sur les propriétés physiologiques de la gélatine, employée en injections intra-veineuses.

La gélatine est pour le sang un agent coagulateur aussi bien *in vitro* que *in vivo*.

1° *In vitro*. — On opère sur un chien morphiné ou chloroformé dont le sang se coagule lentement ; il est refroidi sur une table de contention. Pour éviter la gélification on prépare trois tubes à la température de 32° à 38°. Le premier tube contient du sérum gélatiné à 5 0/0, le second du sérum physiologique seulement, le troisième tube est vide. On recueille directement le sang du chien dans ces trois tubes et l'on remarque, au bout de quelques instants, que la coagulation se fait beaucoup plus rapidement dans le tube contenant de la gélatine.

2° *In vivo*. — On introduit dans la veine tibiale d'un chien une solution de gélatine à 5 0/0. Quelque temps après, le sang extrait d'une artère se coagule *en* 10 se-

condes, tandis qu'avant l'injection de gélatine, il fallait de 2 à 5 minutes pour obtenir la coagulation du sang.

C'est une vraie « coagulation » et non simplement une « gélification », car si l'on reçoit le sang dans un tube à la température de 38°, température à laquelle la gélification est impossible, la prise se produit encore. La rapidité de formation du caillot et la présence simultanée d'un caillot et du sérum montrent évidemment qu'il s'agit de coagulation et non de gélification. La gélification qui se produit quand la gélatine se refroidit après avoir été dissoute dans l'eau chaude en solution concentrée à plus de 1 %, est retardée en présence d'une solution saline faible ; dans une solution saline forte à 10 %, il y a impossibilité de gélification et liquéfaction définitive.

Malgré les conclusions diamétralement opp.. .s de Laborde, Gley et Camus sur le mode d'action e .....r-absorption de la gélatine, celle-ci est entrée en thérapeutique comme l'un des meilleurs moyens pour obtenir l'hémostase dans les hémorragies considérables.

Carnot, d'abord, puis Lancereaux, Paulesco, Huchard et d'autres ont publié un assez grand nombre d'observations bien concluantes sur l'utilité de la gélatine comme agent hémostatique.

Le sérum gélatiné employé à titre d'hémostatique peut être administré de diverses façons, soit en lavements, soit par la voie buccale, soit en injections intra-veineuses et enfin en injections sous-cutanées. La voie intra-veineuse employée par plusieurs praticiens a été ensuite remplacée par la voie sous-cutanée, la plus inoffensive et la plus sûre qu'on emploie ordinairement. Sans risques comme la première d'entraîner de graves complications, l'action du sérum gélatiné est dans ce cas rapide et efficace.

Pourtant l'administration par la bouche est aussi conseillée. M. Capitan estime que l'ingestion par la bouche doit être préférée aux autres méthodes. La dose employée dans ce cas est variable ; mais il suffit, d'après lui, de 10 à 15 gr. par 24 heures.

Pour faire tolérer aux malades le goût fade et désagréable de la gelée, il la fait aromatiser, soit avec de l'essence de menthe, soit avec de la teinture de vanille, etc. Les malades qu'il soumettait à ce traitement constataient eux-mêmes que peu de temps après la prise de la gélatine l'hémorragie diminuait et que le sang se coagulait plus rapidement.

Il semble cependant, malgré la préférence de M. Capitan, que la voie sous-cutanée demeure encore la méthode de choix En effet, par ce procédé on est certain que l'absorption se fait, que la gélatine se répand dans tout le sytème circulatoire et que le contact avec le foyer hémorragique est assuré.

Le docteur Lancereaux propose une solution de gélatine de 2 à 5 0/0 dans du sérum artificiel de Hayem (7 grammes de chlorure de sodium pour 1,000 gr. d'eau) stérilisée à 120°.

M. Carnot, en associant le chlorure de calcium à la gélatine, a constaté que l'action coagulatrice du sérum est plus active dans l'hémostase locale ; il indique la formule suivante :

Gélatine, 50 gr., chlorure de calcium, 10 gr. ; eau 1,000 gr. L'injection de la gélatine sous la peau se pratique d'après la méthode de Lancereaux, de la même façon que

l'injection du sérum physiologique, mais avec des soins
d'asepsie plus grands : nettoyage de la peau à la brosse
et au savon, asepsie à l'alcool et à l'éther et stérilisation
de la seringue et de l'aiguille. L'injection se fait dans la
fesse lentement et elle doit être terminée dans l'espace
d'un quart d'heure, la température du sérum ne dépassant
pas 37°. Dans ces conditions, l'injection n'est pas douloureuse et l'absorption est rapide sans aucune réaction
locale ou générale.

La dose à employer varie suivant les régions et dans
les mêmes régions suivant les individus et leur état
général. Le sérum gélatiné a pour effet de renforcer le
processus de coagulation spontanée qui assure l'hémostase
naturelle ; en même temps la gélatine accélère au point
lésé la vitesse de la coagulation en déterminant au contact
du sang un caillot solide et adhérent contenant de la
fibrine. « La gélatine semble peu nocive », dit M. Carnot :
c'est pour cela qu'elle doit remplacer le perchlorure de fer
souvent nuisible par les dégâts qu'il occasionne aux points
d'application.

D'après Cornil et Carnot, la gélatine possède des
propriétés nutritives vis-à-vis des cellules conjonctives,
concourt à la formation de la cicatrice et augmente
la pression sanguine. D'après Deguy, ses effets sont
suivis parfois d'une élévation thermique plus ou moins
grande pendant un ou deux jours avec frissons et
insomnie.

M. Deguy signale encore de la douleur, une rougeur
diffuse avec induration au lieu de l'injection sans tendance
à la suppuration.

Le sérum gélatiné trouve son indication dans tous les

cas d'hémorragie interne, dans les hémoptysies, dans les maladies infectieuses hémorragiques, dans le scorbut et la leucémie et dans l'hémophilie, c'est-à-dire toutes les fois qu'il y a utilité à rendre le sang plus coagulable pour arrêter une hémorragie grave.

HÉMOPTYSIE ET SES CAUSES

L'hémoptysie est un symptôme d'affections très variées caractérisé par du sang épanché dans les voies aériennes, que le sang provienne de l'appareil respiratoire ou d'un organe voisin. Au point de vue pathogénique, trois causes peuvent intervenir dans la production d'une hémoptysie : 1° l'excès de la tension vasculaire due, soit à un phénomène actif de fluxion, soit à un phénomène passif de stase ; 2° l'altération du sang ; 3° l'altération de parois vasculaires.

I. — Parmi les *hémoptysies par excès de tension vasculaire* nous distinguons deux groupes :

A). *Par fluxion.* Ce groupe comprend les hémoptysies supplémentaires, connues sous le nom d'hémoplanies (hémorragies par déplacement). Elles paraissent, en effet, se substituer à un flux sanguin préexistant (règles, hémorroïdes, épistaxis). Dans ce groupe, rentrent aussi les hémoptysies névropathiques auxquelles sont disposés tout particulièrement les hystériques, les rhumatisants chroniques et les goutteux. C'est encore à un excès de tension artérielle que l'on rapporte les hémoptysies survenant dans certaines affections du cœur : la myocardite scléreuse hypertrophique et les lésions de l'orifice aortique.

2

B). — *Par stase.* Ce sont les affections mitrales qui fournissent surtout des hémoptysies déterminées par la stase du sang dans les vaisseaux pulmonaires ; ces hémoptysies s'observent avec prédominance marquée dans le rétrécissement mitral. Cependant les grands efforts, les quintes de toux violentes de la coqueluche peuvent aussi amener l'hémoptysie par le mécanisme de la stase.

II. — *Hémoptysies par altération du sang.* — Elles s'observent dans les maladies infectieuses à tendance hémorragique (fièvre typhoïde, fièvres éruptives, purpura, fièvre jaune, ictère grave) et dans les intoxications. Elles figurent parmi les manifestations les plus fréquentes du scorbut et de la leucémie, qui sont des états dyscrasiques avec une altération du sang incontestable, bien qu'elle soit mal connue ; de même les hémophilies, dont on connaît la singulière tendance aux hémorragies, réalisent souvent des hémoptysie abondantes.

III. — *Hémoptysie par altération des parois vasculaires.* Les parois des vaisseaux peuvent être lésées par un traumatisme violent ou par un processus pathologique lent, d'où deux classes d'hémoptysies par altération des parois vasculaires : les hémoptysies traumatiques et les hémoptysies organiques.

Les premières peuvent être dues : à un instrument perforant (coup d'épée), à un projectile d'arme à feu, à des fragments de côte fracturée, à une contusion violente ; mais la rupture des parois vasculaires peut reconnaître pour cause, avons-nous dit, une altération organique. Et ici nous trouvons des lésions ulcératives ou néoplasiques du larynx et de la trachée. Nous rencontrons aussi l'hémoptysie dans la dilatation des bronches, le cancer du poumon avec l'aspect « gelée de groseille » de son expectoration, la gangrène pulmonaire qui s'accompagne d'hémoptysies, soit au début quand se fait la congestion autour du territoire obstrué, soit au moment de la chute de l'escarre. De même la congestion pulmonaire, l'anévrysme de l'aorte pourraient provoquer des hémoptysies graves. Mais de toutes les causes pathologiques la plus importante de beaucoup est la tuberculose pulmonaire chronique, qui, par des mécanismes divers, peut provoquer des crachements de sang à toutes les périodes de son évolution. C'est celle qui nous intéresse le plus ; aussi lui consacrerons-nous un chapitre à part.

LES HÉMOPTYSIES CHEZ LES TUBERCULEUX

La tuberculose pulmonaire peut être l'origine de plusieurs sortes d'hémoptysies qui ne relèvent pas toutes d'un même processus, pas plus d'ailleurs qu'elles ne sont justiciables d'une même thérapeutique. Monsieur le professeur Carrieu, dans ses Leçons Cliniques de janvier 1901, a bien mis en lumière devant nous les liens étroits qui unissent ces deux éléments : mécanisme et traitement. Aussi nous inspirons-nous de son enseignement pour étudier ces deux points qui nous intéressent plus particulièrement ici et pour distinguer trois variétés d'hémoptysies chez les tuberculeux. Cette division est basée sur le processus d'abord et aussi sur l'époque d'apparition.

Nous nous proposons de passer en revue chacun de ces trois groupes. Nous en décrirons les symptômes, qui nous permettront d'établir un diagnostic précis ; nous en montrerons ensuite le mécanisme, d'où découleront les indications à remplir suivant le cas et nous aurons ainsi les éléments nécessaires pour instituer une médication judicieuse.

Hémoptysies congestives du début de la tuberculose. — C'est un des symptômes les plus fréquents du début de la tuberculose pulmonaire chronique. Elle peut même se montrer avant toute autre manifestation clinique; aussi faut-il bien en connaître l'allure pour la rapporter à sa véritable cause.

Bien des causes peuvent la provoquer : une sensation de froid, un effort, une fatigue, une émotion, une secousse de toux, l'absorption intempestive de certains médicaments comme le fer et l'iodure. Et alors apparaît l'hémoptysie, qui diffère un peu suivant qu'elle reste apyrétique ou qu'elle s'accompagne de fièvre. Dans le premier cas, le malade éprouve une sensation de titillation à la gorge, et dans les efforts de toux émet des crachats spumeux avec de petites stries sanguines. L'hémoptysie est d'ordinaire peu abondante, mais peut cependant provoquer de la dyspnée et s'accompagner d'une certaine anxiété. Cette expulsion rosée dure une demi-heure, quelquefois davantage, peut paraître dans les jours qui suivent, mais d'ordinaire s'arrête bientôt spontanément. Les symptômes généraux sont ici peu inquiétants; la dureté du pouls témoigne seule d'un certain degré d'éréthisme cardiaque.

Mais il est des cas plus graves qui s'accompagnent de fièvre et qui sont l'indice d'un processus anatomique plus avancé ou d'un envahissement plus étendu. Les crachats sont alors plus abondants, plus épais et plus uniformément teintés d'un sang plus noir. Les symptômes fonctionnels de dyspnée et de toux sont plus accentués, le malade est en proie à une fièvre à forme intermittente ou rémittente dont les maxima peuvent être fort élevés et s'accompagnent d'ordinaire de sueurs abondantes. Enfin les symptômes physiques, qui dans le premier cas consisteraient simplement en un certain degré d'obscurité res-

piratoire avec submatité au sommet, sont, quand il y a de
la fièvre, plus accentués, plus étendus et vont d'ordinaire
avec des sous-crépitants.

Quel est maintenant le mécanisme de ces hémoptysies
du début de la tuberculose? Nous les avons appelées
hémoptysies congestives et, en effet, bien qu'il ne soit pas
le seul, l'élément congestif entre pour une grande part
dans leur genèse.

Le début de la tuberculose pulmonaire, la phase de
germination, se caractérise par l'apport au niveau des
fines ramifications bronchiques de bacilles de Koch, dont
la présence déterminera la production de follicules tuberculeux d'abord, de granulations grises ensuite.

Mais ces néo-formations, ces néoplasies fibro-caséeuses,
comme dit Grancher, joueraient dans le parenchyme pulmonaire le rôle d'un corps étranger, d'un élément envahissant,
et à ce titre provoqueront de la part de l'organisme une
réaction de défense vaso-dilatatrice. Cette congestion relève
d'ailleurs de la physiologie pathologique et n'a rien ici de
particulier. C'est le phénomène banal de dilatation
capillaire que produit dans son voisinage toute *épine
irritative*.

Mais nous devons tenir compte dans le mécanisme des
hémoptysies des tuberculeux d'un élément spécifique dû
à l'introduction dans le torrent circulatoire de la toxine
tuberculeuse. Nous n'insisterons pas ici sur la tuberculine
de Koch ni sur les différentes phases de son histoire;
mais des divers essais expérimentaux dont elle a été le
point de départ, il résulte aujourd'hui qu'elle provoque,
au voisinage des lésions tuberculeuses, une vaso-dilatation
avec une zone de congestion dont l'intensité fort variable

avec les individus peut prendre des proportions considérables.

La dyspnée, les hémoptysies, la fièvre, qui ont si souvent
suivi les injections de tuberculine, en témoignent suffisamment; ces symptômes disent assez quel danger il peut y avoir
pour les malades à recevoir en injections de la tuberculine,
qui, à l'heure actuelle ne doit pas sortir de la médecine
vétérinaire. Mais les bacilles que renferment les lésions
du sujet tuberculeux sécréteront aussi de la tuberculine,
dont l'introduction dans le torrent circulatoire sera suivie
des mêmes phénomènes de congestion. De plus la tuberculine altère la structure des parois des capillaires; leurs
tuniques entrent en dégénérescence hyaline, se laissent
distendre par la poussée sanguine et se perforent facilement sous l'influence d'une poussée congestive. Ces
faits ont été observés par M. le professeur Carrieu dans
des expériences déjà anciennes sur le cobaye et corrobo-
rées par des observations plus récentes.

Enfin, il est un troisième élément qui entre dans la
production et surtout dans la persistance des hémoptysies
chez les tuberculeux, quelle que soit la phase de la
maladie : c'est une fluidité particulière du sang, un état
d'hypoïnose qui s'oppose à la formation du caillot et qui
est due à la formation de la tuberculine. Cette altération
du sang ne devra pas être oubliée quand se posera la
question du traitement.

En résumé, les hémoptysies du début de la tuberculose
pulmonaire sont de nature essentiellement congestive;
elles ont pour lésion anatomique une rupture des capillaires dilatés et sont favorisées par une fluidité particulière du sang.

2° Hémoptysies dues à une ulcération passive. — Elles
se voient surtout à la période d'état ou même à la
phase caverneuse. Si elles sont plus rares qu'au début
de la maladie, elles peuvent revêtir une allure plus grave
et comporter un pronostic plus sombre. Les causes occa-
sionnelles ne diffèrent guère de celles que nous avons indi-
quées au sujet des hémoptysies du début. C'est encore
un effort, une fatigue, une émotion, un coup de froid
qui peuvent les déterminer. Elles apparaissent brusque-
ment dans des efforts de toux et avec des symptômes
d'angoisse et de dyspnée quelquefois très inquiétants; les
crachats, moins spumeux que dans le cas précédent, sont
quelquefois exclusivement constitués par du sang plus
ou moins noir; leur abondance peut être considérable
quand le vaisseau d'où elles proviennent possède un certain calibre. Elles durent d'ordinaire 3 à 4 jours, puis
s'arrêtent peu à peu pour reparaître à échéance tout à
fait indéterminée. Mais ici comme toujours, en matière de
tuberculose pulmonaire chronique, ce qui domine le
pronostic de l'hémoptysie, c'est l'absence ou la présence
de fièvre. Dans le premier cas, l'évolution de l'hémoptysie
est assez rapide et elle n'apporte pas à l'évolution de la
maladie une aggravation notable; dans le second cas, sa
durée est plus considérable et elle semble chaque fois
accélérer la marche de la tuberculose.

Mais ce qui différencie ces hémoptysies de celles que
nous avons signalées au début, ce n'est pas tant l'allure
clinique que nous venons de décrire que le processus
anatomique dont il nous reste à parler.

Quand se produit la caséification du tubercule propre-
ment dit, dû à la conglomération des granulations grises, il
se forme autour de la petite cavité comme autour de tout

abcès froid une membrane pyogénique, dont la face interne se détruit progressivement, tandis que la face externe essentiellement jeune, envahissante, détruit et s'assimile tous les tissus voisins. Mais ces tissus se laissent détruire avec plus ou moins de facilité et, tandis que le parenchyme pulmonaire a bientôt disparu, les artères et les bronches résistent plus longtemps et persistent sous forme de travées qui sillonnent la cavité comme des points de substance lancés d'un point à l'autre de la paroi et font relief à la surface de la membrane pyogénique. Ajoutons que l'inflammation chronique et un état particulier du sang facilitent d'ordinaire la formation des caillots à l'intérieur de ces artères, où se fait ainsi une hémostase spontanée avant que se produise la rupture. Toutefois l'on comprend qu'un processus ulcératif un peu plus rapide puisse détruire la paroi artérielle et y déterminer une perte de substance avant que se soit produite la thrombose du vaisseau ; ainsi prendra naissance une hémoptysie dont l'abondance sera en rapport avec les dimensions de l'ulcération et le calibre du vaisseau. L'on conçoit que sa durée soit plus longue que dans le cas de plaie traumatique d'une artère. Il s'agit, en effet, dans le cas que nous étudions, d'une perte de substance dont les lèvres profondément altérées et épaissies ne tendent pas à la cicatrisation spontanée.

L'on voit donc que, dans cette dernière classe d'hémoptysie chez les tuberculeux, nous avons affaire à une ulcération passive en rapport avec l'évolution des processus tuberculeux et dès maintenant on peut prévoir la difficulté de l'hémostase.

3° *Hémoptysies dues à la rupture d'anévrysmes intra-caverneux de Rasmussen :*

Ce sont, sinon les plus fréquentes, du moins les plus graves dans leur pronostic et dans leur expression clinique. Souvent sans cause, quelquefois à l'occasion d'une quinte de toux, d'un effort, d'une émotion, se produit chez un tuberculeux à la phase cavitaire une hémorragie abondante qui remplit d'abord la caverne et qui se déverse ensuite à l'extérieur sous forme de crachats sanglants se succédant sans interruption ou quelquefois même en un flot de sang qui fait irruption à la fois par la bouche et par le nez. L'on conçoit que l'état du malade est grave. Si l'hémorragie s'arrête souvent pour un temps, il n'est pas rare de la voir atteindre une abondance qui entraîne rapidement la mort du malade déjà épuisé ; cette terminaison est d'autant plus fréquente que l'hémorragie résiste souvent à toute intervention thérapeutique.

Le mécanisme de cet accident est simple. On sait que dans certains cas où le processus tuberculeux marche plus rapidement, les artères n'ont pas le temps de réagir par de l'endartérite oblitérante qui obstrue le vaisseau ; la tunique externe et moyenne sont détruites, tandis que la tunique interne distendue par la poussée sanguine forme un anévrysme dont la dimension peut atteindre le volume d'une noix. Le mode de formation de ces anévrysmes bien décrits par Rasmussen en 1868 est interprété de façon un peu différente par certains auteurs ; quoi qu'il en soit, leur existence ne peut être mise en doute et leur rupture donnera lieu aux hémoptysies que nous venons de décrire.

Telles sont les variétés d'hémoptysies que l'on peut
rencontrer chez les tuberculeux ; on voit que leur allure
clinique varie avec chacune d'elles, que leur pathogénie
est différente aussi et qu'on ne saurait donc appliquer un
traitement semblable à chacune d'elles.

TRAITEMENT DES HÉMOPTYSIES TUBERCULEUSES

Emploi du sérum gélatiné et du chlorure de calcium

Le traitement à diriger contre les hémoptysies des tuberculeux variera avec chaque cas particulier. Chacun, en effet, relève d'un mécanisme différent et comporte des indications spéciales. Mais voyons d'abord quelles sont les indications générales de l'hémostase.

Il ne saurait être question ici, bien entendu, d'hémostase directe chirurgicale. Le siège d'hémorragie est inaccessible, et l'on ne pourra songer à employer que des moyens essentiellement médicaux. On devra donc se borner à favoriser les conditions de l'hémostase spontanée, qui sont : le resserrement des vaisseaux et la coagulation du sang. Ces conditions pourront suffire quand on aura affaire à un vaisseau de faible volume, et que le sang aura conservé à un certain degré ses propriétés de coagulabilité; il en est ainsi d'ordinaire dans les hémoptysies du début de la tuberculose pulmonaire, et souvent même dans celles qui sont produites par l'ulcération passive d'un petit vaisseau, à la période des cavernules.

Deux ordres de médicaments seront alors à la disposition du médecin : les vaso-constricteurs et les coagulants.

Cependant, dans le cas particulier des hémoptysies dues à la tuberculose pulmonaire, surtout à la première période, avant même de provoquer la vaso-constriction des petits vaisseaux, il faudra essayer de diminuer la congestion, c'est-à-dire la vaso-dilatation de ces vaisseaux.

De là, naît une indication spéciale, et nous allons, dès maintenant, chercher quels sont les moyens de la remplir.

A.) *Diminuer la congestion*. — On essayera tout d'abord d'attirer le sang en un point plus ou moins éloigné du lieu de l'hémorragie. C'est dire que, d'après les doctrines de Barthez et de l'Ecole de Montpellier, on fera de la révulsion à distance si la fluxion est récente, de la dérivation dans le voisinage si la congestion est ancienne ou peu intense. Les sinapismes, les ventouses, les purgatifs, les vésicatoires, les pointes de feu, seront, suivant les cas, employés pour atteindre ce but. On pourra s'efforcer aussi de diminuer l'afflux sanguin par l'ipéca sous forme d'infusion ou même de poudre, qui anémie le tissu pulmonaire, et qui sera avantageusement associé à la quinine, employée à titre de fébrifuge et de tonique.

Cette médication pourra suffire dans les cas légers ; on la complétera par les recommandations hygiéniques habituelles : silence absolu autour du malade, repos au lit, la tête et le tronc légèrement élevés, aération de la chambre, régime liquide et froid.

Cependant, il sera utile de remplir les deux autres indications, surtout la deuxième, que nous avons à voir.

B). *Provoquer la vaso-constriction.*— Les médicaments que l'on pourra prescrire dans ce but sont d'abord l'ergotine et ses dérivés: l'*hydrastis canadensis*, l'*hamamelis virginica*, et le froid sous forme de glace sur la poitrine et de boissons glacées.

C.) *Augmenter la coagulabilité du sang.* — Pendant longtemps, on n'a eu pour arriver à ce but que des moyens assez incertains. L'eau de Rabel, l'eau de Pagliari, le perchlorure de fer, les limonades acides, la térébenthine, les sels de chaux, étaient les plus employés ; leur mode d'action était des plus discutés et leur emploi trop souvent inefficace. Nous n'insisterons pas sur leur mode d'administration, qui est d'un usage courant ; ce serait encombrer notre travail d'une nomenclature qui est connue. Nous avons hâte, d'ailleurs, d'en arriver à un moyen qui nous intéresse davantage et qui consiste dans les injections sous-cutanées du sérum gélatiné. Nous insisterons un peu sur cette thérapeutique, qui est applicable à tous les cas, bien qu'elle trouve une indication plus particulière dans les hémoptysies par ulcération passive dues à la perforation des petits vaisseaux et dans l'hémoptysie par la rupture d'un anévrysme de Rasmus. sen, à la période des cavernes. Nous avons rappelé ailleurs l'historique de ce mode de traitement ; nous avons cité les noms de Carnot, Lancereaux, Huchard, etc. Nous avons cité des faits montrant que la gélatine possède la propriété de hâter et de faciliter la coagulation du sang. Nous pensons que les faits cliniques, que nous avons pu observer dans le service de M. le professeur Carrieu, ne sont pas moins démonstratifs à cet égard. De l'ensemble de ces recherches, il résulte que la gélatine, ainsi que le chlorure de calcium, agissent en augmentant la coagulabilité du sang et facilitent la formation du caillot. De plus, il semble que la gélatine possède vis-à-vis des cellules

vaso-formatives et endothéliales un pouvoir nutritif qui
facilite la rapide formation de la cicatrice.

Ce moyen possède une incontestable supériorité sur
les vaso-constricteurs, surtout quand l'hémorragie est
sous la dépendance d'une ulcération vasculaire d'une
certaine dimension.

L'on conçoit, en effet, que l'augmentation de pression
due à l'action vaso-constrictive ne fasse qu'augmenter
l'écoulement sanguin. L'emploi de la gélatine trouve donc
surtout son indication dans les cas où l'hémoptysie a pour
siège un vaisseau trop volumineux pour être oblitéré par
un effet vaso-constrictif, et dans le cas de fluidité particulière du sang.

Nous avons indiqué déjà quels sont les modes d'administration du sérum gélatiné. Rappelons que l'on a aban-
donné la voie intra-veineuse employée au début pour la
cure des anévrysmes, car elle a produit par des coagula-
tions en divers points des accidents graves et même
mortels (1 cas de Barth).

La voie rectale et la voie buccale n'exposent pas aux
mêmes dangers, mais elles sont moins actives. Il reste
donc l'injection sous-cutanée, qui est aujourd'hui le procédé le plus employé. Ainsi que nous l'avons dit aussi, on
use pour cela d'une solution à 2 p. 100 dans du sérum artificiel ordinaire à 7 p. 1000. Les quantités injectées
varient avec les auteurs. M. le professeur Carrieu injecte
10 cc. de solution par séance au moyen de la seringue
de Roux. La technique est simple et ressemble beaucoup
à celle des injections sous-cutanées, en général. Il faut
une aiguille assez longue et d'assez fort calibre pour que
le liquide puisse passer facilement, l'asepsie ne présente
rien de spécial; l'injection est poussée lentement. Nous

avons d'ailleurs indiqué tous ces points et nous n'avons pas à insister davantage. Les résultats de l'injection sont d'ordinaire très satisfaisants ; nous l'avons vu employer par M. le professeur Carrieu dans plusieurs cas d'hémoptysie tuberculeuse ; presque toujours elle a été suivie d'une amélioration très nette et souvent d'une hémostase complète. Les observations de ces cas, prises dans le service de M. le professeur Carrieu et celles de MM. Davesac, Huchard et Ozanne, que nous donnons à la fin de notre travail, sont suffisamment démonstratives.

Cependant nous signalerons certains accidents locaux et généraux qui sont dus quelquefois à l'injection du sérum gélatiné : rougeur, douleur et induration au point d'injection, sans tendance à la suppuration, élévation de la température. Mais, parmi ces accidents, les uns sont très rares, les autres trop bénins pour que l'on puisse en tenir compte pour restreindre l'emploi de la gélatine.

Enfin, indiquons aussi, à titre de coagulant, le chlorure de calcium, remis en honneur par M. Carnot et que nous avons vu employer par M. le professeur Carrieu en potion, à la dose de 2 grammes par jour, mais que l'on peut aussi employer en solution concurremment avec la gélatine. Ses propriétés coagulantes sont inférieures à celles de la gélatine ; cependant, il donne souvent d'excellents résultats. De plus, il a l'avantage d'être bien toléré par l'estomac, facilement absorbé et complètement éliminé par les urines. Aussi son emploi tend-il à se généraliser. L'on voit donc que les procédés d'hémostase médicale surtout chez les tuberculeux, au moyen des substances coagulantes, tendent à se multiplier. Si nous voulions quitter le terrain de la clinique pour empiéter sur la physiologie, nous pourrons encore indiquer d'autres substances, telles que l'extrait hépatique employé par MM. Gilbert et Carnot (Congrès de Montpellier, 1898), le suc musculaire du canard, dont M. Delezenne a montré les propriétés. Mais ces procédés sont encore trop peu entrés dans la pratique.

———————

OBSERVATIONS

OBSERVATION PREMIÈRE

Paul T..., âgé de 33 ans, cultivateur, entre, le 14 janvier 1901, dans la salle Combal, n° 14.

Antécédents héréditaires : mère suspecte de bacillose. Père mort bacillaire à 30 ans. Deux frères de son père sont morts de bacillose à 25 et 26 ans.

Antécédents personnels : Influenza en 1889. Sujet aux rhumes et aux extinctions de voix.

Maladie actuelle. — Depuis 1 mois environ, tousse et crache ; quelques filets de sang dans les crachats.

Le 12 janvier, hémoptysie abondante (3/4 de litre).

14. Hémoptysie encore plus abondante : 1 litre 1/2 au dire du malade. Rentre le soir même à l'hôpital.

15. A l'examen : Appareil respiratoire : Crachats fortement sanguinolents.

A. D. — Matité au sommet. Contractions fibrillaires et atrophie du pectoral droit. Respiration rude. Expiration prolongée et soufflante. Quelques craquements humides.

A. G. — Submatité au sommet. Respiration rude. Expiration prolongée. Quelques sous-crépitants.

P. D. — Submatité au sommet. Respiration rude. Expiration prolongée et soufflante. Craquements humides.

P. G. — Submatité au sommet. Respiration rude. Expiration prolongée. Sous-crépitants plus fins qu'à droite.

Appareil digestif. — Pas d'appétit, quelques vomissements, pas de diarrhée.

Rien dans les autres appareils.

Etat général : Amaigrissement, sueurs nocturnes, fièvre.

Traitement. — Ventouses.

Potion :

Sulfate de quinine. . .	0 gr. 10
Ergotrine.	0 — 05
Terpine	0 — 05

Pour une pilule n° 8

18. Nombreux bacilles de Koch dans les crachats.

23. Quelques crachats sanguinolents. Toujours de la fièvre et des sueurs nocturnes abondantes.

24. Hémoptysie abondante (environ deux pleins crachoirs). Nombreux sous-crépitants fins au sommet droit. Pouls petit et rapide : 115 ; fièvre : 38°5. On donne :

Chlorure de calcium. .	2 gr.
Sirop d'écorce. . . .	30 gr.
Julep.	120 gr.

25. L'hémoptysie a bien diminué (1/4 de crachoir). On continue la potion au chlorure de calcium.

26. Il n'y a plus que quelques filets de sang dans les crachats.

27. L'hémoptysie est tout à fait arrêtée.

28. On cesse la potion.

5 février. Nouvelle hémoptysie très abondante. (100 gr. de sang spumeux et rutilant). Nombreux sous-crépitants très fins au sommet droit.

On fait une injection dans la fesse de 10 cc. de sérum gélatiné.

6. L'injection a été douloureuse, l'hémoptysie a beaucoup diminué. Le malade n'a guère craché que 50 gr. de sang rutilant.

Nouvelle injection de sérum gélatiné.

7. Les crachats sont à peine sanguinolents. L'injection a été douloureuse.

8. L'hémoptysie s'est complètement arrêtée.

10. Le malade ne fait plus de fièvre; les sous-crépitants fins du sommet droit ont disparu. On n'y constate que des craquements humides.

11. On donne au malade 500 gr. de suc musculaire et des lavements créosotés. Le malade reprend un peu d'enbonpoint. Le 25 mars, date de sa sortie, il avait augmenté de plus de 3 kilos, l'appétit est meilleur; les crachats sont moins abondants et ne présentent que de loin en loin de légers filets de sang. L'administration du chlorure de calcium et de sérum gélatiné ont donc abouti à des améliorations, passagères d'abord, et ensuite à une guérison qui s'est maintenue jusqu'à la sortie de l'hôpital, c'est-à-dire pendant plusieurs semaines.

OBSERVATION II

Salle Combal, n° 26.

Henri G..... 35 ans. typographe, entré le 17 octobre 1898.

Antécédents.— S'enrhumait souvent l'hiver ; a eu, étant jeune, des ganglions cervicaux volumineux.

Deux enfants en bonne santé.

· *Maladie actuelle.* — Début il y a 4 ans par une grippe. Le malade a pris froid, puis s'est mis à tousser et à cracher. La tête lui faisait très mal, ainsi que les reins. Il a gardé le lit pendant huit jours. Au bout de quinze jours, se sentant mieux, il a voulu reprendre son travail, mais il a été obligé de l'interrompre. Il toussait davantage et rendait des crachats jaunâtres. Il n'avait pas craché de sang. Il se crut cependant assez rétabli et recommença à travailler. Mais quelques jours après, il dut encore se reposer.

Depuis lors il ne s'est jamais remis. Il a toussé de plus en plus ; il a eu à diverses reprises des douleurs dans divers points de la poitrine. Il a craché plusieurs fois du sang. Sa première hémoptysie s'est produite il y a 3 ans ; c'était du sang rouge, peu abondant. Elle a duré deux jours. Depuis, il a eu une vingtaine de ces petites hémoptysies qui allaient en se rapprochant. Elles durent 2 ou 3 jours et sont peu abondantes. Le malade a beaucoup maigri et a perdu beaucoup de forces. A certaines périodes, se sentant plus fatigué, il a fait des séjours d'un mois ou deux à l'hôpital ; ces séjours se sont renouvelés 4 ou 5 fois.

A sa rentrée, le 17 octobre, il est extrêmement émacié. Le teint est très pâle, blafard. Il souffre du côté gauche de la poitrine. La toux est très fréquente, quinteuse, provoquant parfois le vomissement. Les crachats assez abondants sont en grande partie purulents et très épais. L'appétit, qui était resté bon jusqu'à ces derniers temps, a à peu près disparu. Il a de la constipation, jamais de diarrhée. Chaque soir, élévation de la température aux environs de 38°.

A l'examen de la poitrine, nous sommes frappé par sa maigreur. Les creux sus et sous-claviculaires sont profonds. Il y a de la matité aux deux sommets, assez étendue ; cette matité est douloureuse sous la clavicule gauche, où elle est très accusée. L'espace de Traube a à peu près disparu. Les vibrations sont augmentées, surtout à gauche.

A l'auscultation, nous trouvons, en avant et du côté droit, une respiration soufflante avec de gros sous-crépitants et de la bronchophonie. Plus bas, la respiration est soufflante avec des sous-crépitants plus fins et des frottements pleuraux.

A gauche, il y a un souffle cavitaire avec des gargouillements ; plus bas, respiration soufflante, avec des sous-crépitants fins et frottements.

En arrière, matité très étendue aux deux sommets, surtout du côté gauche. Les vibrations sont augmentées surtout à gauche. A droite, respiration soufflante, gros craquements humides dans une vaste étendue. Frottements à la base.

A gauche respiration soufflante et craquements humides. En somme, tuberculose pulmonaire bilatérale, cavité à gauche, infiltration très étendue à droite.

Comme traitement on prescrit :

Huile de foie de morue créosotée : deux cueillerées par jour.

2 novembre. Légère hémoptysie. Crachats formés de sang très rouge. Pas de changements appréciables dans les signes stethoscopiques.

On prescrit :

      Ergotine . . . . 1 gr. 50
      Sirop de Tolu . . . . 30 —
      Julep . . . . 90 —

4 novembre. L'hémoptysie a cessé. On supprime l'ergotine.

20 décembre. Le malade a craché un peu de sang à son réveil.

L'hémoptysie s'est arrêtée d'elle-même.

31 décembre. Nouvelle hémoptysie, peu abondante. On reprend la potion à l'ergotine.

4 janvier. Le crachement de sang dure un peu plus longtemps que les autres fois.

7. Nouvelle hémoptysie. Le malade a beaucoup toussé. Le côté gauche lui fait mal. La percussion est très douloureuse sous la clavicule et dans la fosse sus-épineuse. Au sommet gauche, en avant, le souffle cavitaire est très net, vers l'angle sterno-claviculaire. A l'auscultation, il y a des gargouillements à droite, la respiration est soufflante, et on entend le gros craquement humide très abondant. La température du soir est aux environs de 38°.

11. L'hémoptysie persistant, on fait, dans la fesse, une injection sous-cutanée de 10 centimètres cubes de la solution suivante :

Solution stérilisée de Na Cl à 7/1000 .   500 c. c.
Gélatine stérilisée . . . .   10 gr.

L'injection est faite à 2 heures du soir. Elle n'est pas douloureuse.

La température avant et après, ainsi que les pulsations, sont les suivantes :

Midi.	37°3	78 pulsations
2 h.	37°7	82 —
3 h.	38°2	86 —
4 h.	38°8	92 —

```
5 h. . . . .   39°1 . . . . .   98 pulsations
6 h. . . . .   38°9 . . . . .   98    —
7 h. . . . .   38°7 . . . . .   96    —
```

12. L'hémoptysie s'est arrêtée dans la soirée.

20. Depuis le traitement par le sérum gélatiné, le malade n'a pas présenté d'autre hémoptysie ; il semble donc bien que cette médication ait été efficace, puisque les crachements de sang, qui, depuis plusieurs jours, allaient se rapprochant, sont maintenant complétement supprimés.

OBSERVATION III

Le nommé Boul..., âgé de 23 ans, cultivateur, entre à l'hôpital le 11 septembre 1900. Il occupe le lit n° 2 de la salle Bichat.

Antécédents héréditaires. – Nuls.

Antécédents personnels. — Nuls ; assez sujet à s'enrhumer.

Maladie actuelle. — Elle a débuté il y a cinq jours par une hémoptysie peu abondante, survenue sans cause appréciable.

Depuis il tousse et crache beaucoup.

On lui ordonne à son entrée à l'hôpital des lavements créosotés et des badigeonnages sur la partie antérieure du thorax avec de la teinture d'iode et de gaïacol.

25 octobre. Le malade est examiné à cette date par M. le professeur Carrieu.

Appareil respiratoire. — Le malade tousse et crache beaucoup, mais n'a plus craché de sang depuis l'hémoptysie du début.

A l'examen direct :

A. D. — Submatité au sommet. Sonorité exagérée au-dessous. Vibrations diminuées au sommet. Respiration obscure. Expiration prolongée.

Quelques craquements à la toux seulement.

A. G. — Submatité au sommet. Vibrations légèrement augmentées. Respiration rude. Expiration prolongée. Sous-crépitants aux deux temps.

P. D. — Submatité au sommet. Vibrations légèrement exagérées. Respiration rude. Expiration prolongée. Sous-crépitants à la toux. Un peu de retentissement vocal.

P. G. — Matité au sommet. Respiration obscure. Expiration prolongée. Sous-crépitants à l'expiration dans la fosse sous-épineuse. Quelques frottements pleuraux.

Appareil digestif. — Pas d'appétit, pas de vomissements. Diarrhée par intervalles. Rien du côté des autres appareils.

Etat général. — Face pâle ; amaigrissement considérable, sueurs nocturnes. Fièvre.

Diagnostic. — Bacillose avec infiltration et foyers de ramollissement surtout à gauche.

Traitemement :

Héroïne	0 gr. 005
Sucre de lait	0,20
Pour 1 cachet	n° 3

20 novembre. On trouve des bacilles de Koch dans les crachats.

22. P. G. — Matité plus prononcée qu'à droite. Vibrations exagérées. Râles sibilants et ronflants au sommet. Sous-crépitants. Quelques frottements.

Le malade sort le 21 novembre pour rentrer le 4 décembre.

5 décembre. Il se plaint d'une violente douleur au côté gauche.

A. G. — Matité au sommet. Frottements pleuraux.

A. D. — Matité au sommet. Sous-crépitants fins. Ventouses scarifiées au point douloureux.

7 décembre. La température atteint 40°.

11. A. G. — Submatité au sommet. Vibrations exagérées. Expiration prolongée. Sous-crépitants aux deux temps.

A. D. — Matité au sommet. Vibrations exagérées. Quelques craquements humides.

P. G. — Matité complète au sommet. Expiration prolongée. Nombreux sous-crépitants.

P. D. — Submatité au sommet. Respiration soufflante. Quelques sous-crépitants à la toux seulement.

Donc parenchyme pulmonaire parsemé de granulations à droite ; et à gauche infiltration broncho-pneumonique avec ramollissement. On donne au malade 100 grammes de suc musculaire.

18 décembre. Hémoptysie (3/4 crachoir). La température, qui était de 39°2 le 17 au matin, de 37°4 le 17 soir, est tombée ce matin à 36°3.

A. G. — Matité au sommet. Respiration soufflante et légèrement cavitaire sous la clavicule. Sous-crépitants fins et frottements pleuraux.

A. D. — Submatité au sommet. Respiration soufflante. Expiration prolongée. Craquements humides.

Traitement : Repos, bouillon et lait glacés.
Potion :

Chlorure de calcium	2 gr.
Julep	120 gr.

19 décembre. Crachats sanguinolents assez nombreux.

20. Encore des crachats sanguinolents.

21. Plus de sang dans les crachats.

15 janvier. Le malade n'a pas eu d'autre hémoptysie. Il fait toujours de la fièvre.

25. Nouvelle hémoptysie assez abondante (un plein crachoir). Nombreux sous-crépitants fins au sommet gauche. On fait au malade une injection de 10 c.c. de sérum gélatiné dans la fesse.

26. Douleur assez vive au niveau de l'injection. L'hémoptysie a diminué (1/2 crachoir), Nouvelle injection de 10 c.c. de sérum gélatiné. Celle-ci est mieux supportée que la première. Le malade ne présente plus que quelques filets de sang dans les crachats.

27. Les crachats ne contiennent plus de sang.

30. Le malade tousse et crache beaucoup. L'appétit est très diminué. Diarrhée de temps à autre. Toujours de la fièvre.

15 février. Les signes cavitaires augmentent, surtout à droite. Le malade n'a pas eu de nouvelle hémoptysie, sauf quelques crachats sanguinolents. L'amaigrissement progresse. État cachectique. Sueurs nocturnes abondantes. Le malade succombe dans les premiers jours de mars. Mais jusqu'au moment de sa mort les hémoptysies, qui étaient cependant fréquentes et abondantes, n'ont pas reparues.

A l'autopsie, on trouve une caverne grosse comme le poing au sommet gauche et des cavernules au sommet droit. Le reste des poumons est complétement infiltré.

OBSERVATION IV

Jean G..., 21 ans, sapeur mineur, entré le 14 décembre 1898 a l'hôpital.

Antécédents héréditaires. — Père atteint d. bronchite chronique, mère bien portante, a eu quatre frères et une sœur; un frère mort en bas âge, un jeune frère malade.

Antécédents personnels. – Rougeole à 7 ans. Tousse légèrement depuis longtemps.

Se plaint depuis le mois de juillet 1897. A cette époque, vertige, maux de tête, douleurs gastriques, faiblesse dans les jambes. Amélioration notable pendant l'automne. En janvier 1898, l'influenza l'oblige à garder le lit une douzaine de jours.

Pendant ce temps-là, hémoptysie qui dure peu, mais qui revient 4 à 5 jours après. A partir de cette époque, hémoptysies fréquentes et rebelles à tout traitement. Elles revenaient à intervalles irréguliers et duraient quatre à cinq jours en moyenne. Entre temps, bonne santé relative. Quelques céphalées, qui disparaissent vite. Mangeait et dormait bien, ne maigrissait pas.

En octobre, poussée de bronchite qui dure 28 jours, mais pas d'hémoptysies.

En novembre, entre à la caserne. A ce moment, il se plaint de l'estomac, mais peut faire son service.

Le 12 décembre 1898, légère hémoptysie qui ne fut pas même soignée; en même temps, faiblesse, maux de tête, palpitations, appétit diminué. Le malade entre à l'hôpital le 14.

A ce moment, on trouve à l'examen de la poitrine, en
avant de la submatité du sommet gauche, ainsi que sous
la clavicule droite et sous le mamelon, à ce niveau, respiration rude, expiration prolongée, craquement à la base
droite ; quelques frottements à gauche, expiration prolongée à saccades,

En arrière, matité à la base droite, obscurité respiratoire en ce point et au sommet gauche.

Le malade n'a pas de fièvre; assez bon état général.

On porte le diagnostic de tuberculose pulmonaire avec
induration des deux sommets, infiltration plus marquée à
droite.

On donne :

Arséniate de soude.	0 gr. 10
Eau	300 c. c.

Une cuillerée par jour.

Du 14 au 20 décembre, nouveaux crachats sanguinolents qui s'arrêtent pour reparaître du 25 au 30.

Le 9 janvier, nouvelle hémoptysie assez abondante et
persistante.

Le 13, on donne :

Teinture d'hamamelis virginica.	XXX gouttes
Julep	120 gr.

Le malade prend cette potion pendant 4 jours sans que
les crachats sanguinolents s'arrêtent.

A l'examen, on note une légère submatité des deux sommets. Sous la clavicule droite, respiration rude, expiration
prolongée ; quelques craquements pendant la toux. A la
base, obscurité et quelques frottements. En arrière, au

sommet gauche, vers la colonne vertébrale, quelques sous-crépitants très fins.

Le 18, on donne :

Ergotine . . . . 0 gr. 20
Tannin. . . . . 0 gr. 15

pour un cachet n° 5.

Pendant 5 jours, le malade prend les cachets. L'hémoptysie paraît s'atténuer, mais ne s'arrête pas. ·

Le 23, on formule encore :

Chlorure de calcium. . . 2 gr.
Sirop de Tolu. . ⎱
Sirop d'écorce. . ⎰ a a 30 —
Eau de mélisse . . . . 60 —

Cette potion, donnant des nausées au malade, est suspendue :

Le 25, on la remplace par :

Ipéca concassé . . . . 2 gr.
Sirop d'oranges amères. . 2 —
Infusion . . . . . . 100 —
Sirop d'aconit. . . . . 20 —

Pendant cinq jours, le malade prend la potion et la supporte bien.

Le 28, l'hémoptysie s'arrête enfin, mais pour reparaître le lendemain ; nouveaux crachats sanguinolents.

Le 30 janvier, injection dans la fesse de 10 cc. de sérum gélatiné à 2 p. 100.

Cette injection modifie peu la courbe thermique.

A 11 heures du matin, T. 37·2. Pouls 74.

A 1 heure du soir 37°2
3   —   37°3
6   —   37°6 Pouls 98
8   —   37°4
6 heures du matin 36°5

L'injection, indolore après la piqûre, devient douloureuse vers 5 heures du soir. A ce moment, le pouls est
plein, tendu ; sensation de chaleur générale, un peu de
céphalée. Le soir même, encore quelques crachats sanguinolents.

Le 31, à 2 heures du soir, nouvelle injection de 10 cc.
de la solution à 2 p. 100.

Cette fois encore, légère élévation de température.

A 2 heures du soir 68 pulsations 37°
3   —   76   —   37°1
5   —   82   —   37°2
7   —   88   —   37°6
6 heures du matin 88   —   37°1

Le soir même, les crachats sanguinolents disparaissent pour ne plus reparaître.

Le malade reste encore huit jours à l'hôpital, et l'amélioration se maintient pendant tout ce temps, ce qui ne
s'était pas produit pendant un aussi long temps depuis le
9 janvier.

OBSERVATION V

Salle Bichat, n° 3. Marie P.... âgée de 15 ans, coutu-
rière, entre à l'hôpital, le 18 mars 1900.

Antécédents héréditaires. — Nuls.

Antécédents personnels. — Phlébite au membre infé-
rieur gauche à l'âge de 22 ans. Elle ne peut en indiquer
la cause.

Nerveuse, mais sans crises ; s'enrhume l'hiver.

Maladie actuelle. — Il y a 8 mois environ, à la suite
d'une violente colère, la malade a perdu la voix et craché
quelques heures après, pendant la nuit, le sang en grande
abondance. Elle nous dit cependant qu'à ce moment-là,
elle toussait depuis un mois environ.

Depuis cette première hémoptysie, elle a craché du sang
à deux ou trois reprises, mais en moins grande abondance
que la première fois, et presque chaque jour elle a des
crachats striés de sang.

État actuel, le 19 mars 1900. — Elle tousse beaucoup.
Crachats assez abondants avec quelques filets de sang.

Voix rauque, enrouement très marqué, sensation de
chatouillement au larynx.

A l'examen direct : en avant, submatité aux deux sommets, plus marquée à droite ; au sommet droit, légère
exagération des vibrations, respiration soufflante, expiration prolongée et craquements humides.

Au sommet gauche, rudesse de la respiration et expiration prolongée.

En arrière et à droite, matité douloureuse au sommet ;
respiration rude, expiration prolongée, craquements secs.
A gauche : submatité au sommet ; respiration rude, expiration prolongée, pas de râles ; peu d'appétit, ni vomissements, ni diarrhée ; rien à l'appareil circulatoire ;
légère anesthésie pharyngée, pas de zones hystérogènes.

État général : La malade est pâle, anémiée ; elle dit
avoir beaucoup maigri depuis ces 8 mois ; pas de fièvre.

Diagnostic : bacillose pulmonaire avec laryngite : congestion, tubercules en voie de ramollissement et pleurite au sommet droit ; semis tuberculeux non ramollis au sommet gauche.

Traitement : 1° Cacodylate de Na. .   0 gr. 30
                Eau. . . . . 300 gr.
           2 cuillerées à bouche par jour.
    2° Inhalations d'aniline.
    3° Badigeonnages de la gorge avec une solution de cocaïne.

5 avril. L'examen laryngoscopique pratiqué par le Dr François, montre de la congestion de la région interaryténoïdienne et l'existence de petits polypes sur les cordes vocales.

L'examen des crachats fait constater la présence de nombreux bacilles de Koch.

Les signes stéthoscopiques sont à peu près les mêmes, prédominant toujours au sommet droit.

3 mai. Quelques crachats sanguinolents. A l'auscultation on note au sommet droit de la respiration soufflante, de l'expiration prolongée avec des bouffées de fins sous-crépitants. On donne une potion avec 1 gr. d'ergotine.

4. Les crachats ne sont plus sanguinolents.

5 juillet. Nouvelle hémoptysie (1/4 de crachoir). Sous-crépitants fins au sommet droit. On reprend la potion d'ergotine.

6. Nouvelle hémoptysie (1/2 crachoir) ; on continue l'ergotine, et on donne 1 milligramme d'héroïne en deux cachets.

7. L'hémoptysie a diminué (1/4 de crachoir). On continue la même médication.

8. Quelques crachats sanguinolents encore.

9. Il n'y a plus de sang dans les crachats. La malade sort de l'hôpital le 10 juillet.

Elle y entre le 23. Elle croit avoir eu, le 20, une hémoptysie assez abondante.

24. A l'examen direct, à peu près toujours les mêmes signes.

La voix de la malade est toujours voilée, la toux très fréquente.

On donne :

Héroïne.	0 gr. 01
Carbonate de gaïacol pulvérisé. . . .	0 gr. 10
Sucre de lait	0 gr. 50

en 4 cachets.

On pulvérise dans la gorge de la malade :

Chlorhydrate de cocaïne	0 gr. 35
Phénosalyl..	0 gr. 50
Eau de laurier-cerise.	aa 50 gr.
Glycérine.	
Eau distillée	100 cc.

Vers le commencement de novembre, on commence le traitement par des inhalations d'igazol (séance journalière de 3 heures).

5 novembre. — Hémoptysie (1|4 de crachoir).

On donne :

Hydrastis canadensis.	XL gouttes
Julep.	120 —

6. — Crachats sanguinolents assez nombreux.

7. — Encore quelques crachats sanguinolents.

8. — Seulement quelques filets de sang dans les crachats.

9. — L'hémoptysie s'est arrêtée.

14 décembre. — Nouvelle hémoptysie abondante : un plein crachoir d'un sang spumeux, rutilant.

En avant et à droite : matité, sous-crépitants nombreux; à gauche : submatité douloureuse, respiration soufflante, expiration prolongée ; quelques sous-crépitants qui n'avaient pas encore été constatés en ce point.

Repos absolu. Cataplasmes sinapisés aux jambes.

On donne :

Poudre d'ipéca.	0 gr. 03
Extrait gommeux d'opium.	0 — 01
Extrait d'aloès.	0 — 03

Pour une pilule n° 6.

Enfin, on essaie le traitement par le chlorure de calcium.

Chlorure de calcium.	2 gr.
Sirop d'écorce d'oranges amères. . . .	30 —
Eau.	90 cc.

On suspend le traitement par l'igazol, grâce auquel la malade avait augmenté de 1 kg. 500.

15 décembre. L'hémoptysie est moins abondante, (1/4 de crachoir).

16. Seulement quelques crachats sanguinolents.

17. L'hémoptysie s'est complètement arrêtée.

20. Nouvelle hémoptysie assez abondante (1/4 de crachoir).

On ordonne 2 grammes de chlorure de calcium en potion.

21 décembre. — Simplement quelques crachats sanguinolents.

Pour calmer la toux, on donne :

Héroïne . . . . 0 gr. 005
Sucre de lait. . . . . 0 gr. 0,20
Pour un cachet numéro 3.

22. — L'hémoptysie s'est complètement arrêtée.
24. — On supprime l'héroïne.
26. — Nouvelle hémoptysie très abondante :
Environ 500 grammes. Pouls petit, visage pâle, tendance aux lipothymies :
On donne :

Chlorure de calcium . . . . . . 2 grammes
Sirop d'écorces. . . . . 30 —
Eau. . . . . 120 cc.
Bottes sinapisées.

27. — L'hémoptysie a diminué, quoique encore assez
abondante (150 grammes environ).
On continue toujours la potion au chlorure de calcium.
28. — Les crachats sont toujours sanguinolents Même
traitement.
29. — Quelques crachats sanguinolents.
30. — L'hémoptysie s'est complètement arrêtée.
La malade toussant beaucoup, on donne :

Héroïne.. . . . . 0 gr. 005
Sucre de lait . . . . 0 gr. 20
Pour un cachet n° 3.

14 janvier. — La malade n'a plus d'hémoptysie. Les

signes stéthoscopiques sont toujours les mêmes, avec la même prédominance au sommet droit.

La malade reste dans la salle jusqu'au 6 mai, date de sa mort, sans avoir présenté de nouvelles hémoptysies. L'amaigrissement s'était accru dans des proportions considérables. Les signes cavitaires avaient apparu aux deux sommets. Au commencement d'avril était survenue une arthrite bacillaire de la hanche droite, faisant beaucoup souffrir la malade.

A l'autopsie, on constate une caverne grosse comme le poing au sommet droit, trois ou quatre cavernules au sommet gauche, le reste des poumons étant complètement infiltré.

Observation VI

Jean Q..., âgé de 51 ans, cultivateur, entré le 21 avril 1901, salle Combal, n° 26.

Antécédents personnels. — Vieux bronchitique ; tousse et crache l'hiver depuis longtemps.

Maladie actuelle. — A pris froid, il y a deux mois, et a toussé et craché plus que d'habitude. De plus, les crachats sont devenus fétides.

Il y a un mois, il a craché du sang en assez grande quantité ; depuis, les crachats sont plus abondants (deux crachoirs pleins par jour) et toujours fétides. Rien de particulier dans les autres appareils.

22 avril. — Examen de l'appareil respiratoire :

A. D. — Légère submatité au sommet. Respiration bronchitique ; sibilants, ronflants, sous crépitants dans tout le poumon ; bronchophonie légère.

A. G. — Submatité au sommet et matité au tiers moyen; espace de Traube légèrement diminué ; vibrations diminuées, surtout au tiers moyen. Respiration bronchitique; sibilants et ronflants dans tout le poumon ; quelques sous-crépitants à la base.

P. D. — Submatité au sommet et matité au tiers moyen. Vibrations exagérées au tiers moyen. Respiration soufflante et expiration prolongée au sommet.

Sous-crépitants à la toux au sommet. Sibilants et ronflants dans le reste du poumon. Pas d'égophonie.

P. G. — Matité à la base avec vibrations légèrement exagérées. Obscurité à la base; pas d'égophonie. Respiration bronchitique, avec sibilants et ronflants dans tout le reste du poumon. Crachats abondants (2 crachoirs) fétides, et dont quelques-uns sont teintés de sang.

Diagnostic. — Bronchite fétide avec quelques dilatations bronchiques.

On ne trouve dans les crachats que des streptocoques.

On donne au malade 4 capsules d'eucalyptol de 0 gr. 25 chacune, à prendre dans la journée.

24 avril. — Crachats abondants et fétides, mais avec plus de sang.

25. — Le malade a craché un plat de sang noirâtre et putride. Sa face est pâle, couverte de sueur, le pouls petit, assez fréquent (100 à la minute), de la fièvre : 38°3.

A la base gauche, en arrière, matité absolue avec diminution des vibrations, respiration soufflante et gros sous-crépitants. On fait au malade une injection de 10 centimètres cubes de sérum gélatiné dans la fesse :

Gélatine stérilisée . . . . 10 gr.
Solution stérilisée de NaCl à 7 p. 1000. . . 500 cc.

On supprime l'eucalyptol et on donne 4 cachets de thymol à 0 gr. 25 chaque.

26 avril. L'hémoptysie a bien diminué. L'injection n'a pas été douloureuse. Nouvelle injection de 10 c.c.

27. Le malade n'a craché qu'un quart de crachoir de sang. L'injection n'a causé qu'une légère douleur. Nouvelle injection de 10 c.c.

28. L'hémoptysie s'est arrêtée.

2 mai. Crachats moins abondants (un crachoir au lieu de deux), moins fétides et ne contenant que quelques filets de sang.

6. Hémoptysie très abondante (1 plat de sang noir et fétide). Tendance aux lipothymies. Injections de 10 c.c. de sérum gélatiné dans la fesse. Température : 38°.

7. L'hémoptysie a diminué (1 crachoir) . L'injection n'a presque pas été douloureuse. Température : 37°6 le soir. Nouvelle injection.

8. Les crachats ne contiennent plus que quelques filets de sang. L'injection a été un peu douloureuse.

9. Le malade prend toujours les 4 cachets de thymol par jour. Expectoration moins abondante (3/4 de crachoir) et moins fétide.

14. Le malade ne crache plus que la valeur de 1/4 de crachoir. Les crachats ne sont presque plus fétides et ne contiennent plus de sang.

Le malade sort de l'hôpital le 17 mai.

OBSERVATION VII

Bronchite avec dilatation du tronc brachio-céphalique droit

La nommée Françoise H..., âgée de 57 ans, entre le 12 janvier 1901 à l'hôpital. Elle est couchée au n° 10 de la salle Bichat.

Antécédents héréditaires. — Père mort d'une fluxion de poitrine.

Antécédents personnels. — A eu à l'âge de 30 ans une fluxion de poitrine. Nerveuse, mais sans crises.

A eu 6 enfants, dont deux morts jeunes, et une fausse couche.

Maladie actuelle. — Le 3 janvier 1901, en revenant de la fontaine chargée de seaux d'eau, elle a ressenti une vive douleur dans la poitrine et s'est mise à cracher du sang en abondance. Le soir elle en a recraché un peu.

13 janvier. Elle tousse un peu, crachats purulents.

A. D. : Matité au sommet. Respiration rude et soufflante. Expiration prolongée. Sous-crépitants à la toux.

P. D. : Un peu de matité dans l'espace inter-scapulaire. Respiration rude et un peu soufflante. Quelques sous-crépitants à la toux.

Au cœur souffle intense, systolique simple, partant du 2ᵉ espace intercostal droit et se propageant jusque dans la carotide droite.

La carotide droite est sinueuse, superficielle, dilatée et animée de battements énergiques très apparents à la simple inspection. Rien de tel à la carotide gauche ; pas de bruit de souffle aortique en arrière ; pas de signes d'Oliver. Les artères sont dures, les deux pouls paraissent synchrones. Anesthésie pharyngée, pas de zones hystérogènes nerveuses, mais n'a jamais eu de crises.

Bon appétit ; est plutôt constipée. La malade a un peu maigri ; pas de fièvre.

Diagnostic. — Bronchite avec dilatation du tronc brachiocéphalique droit.

Traitement : potion :

Terpine.	0 gr. 60	
Elixir de Garus . .	10	»
Glycérine	15	»
Sirop de Tolu. . .	30	»
Julep	60	»

14 janvier. — Pas de bacilles de Koch dans les crachats.

17. Hémoptysie abondante ; un plein crachoir de sang noir, non spumeux.

On fait une injection de 10 cc. de sérum gélatiné dans la fesse ; l'injection n'est pas très douloureuse.

18. La malade n'a plus craché que 50 grammes de sang environ. Nouvelle injection de sérum gélatiné qui n'a pas été non plus douloureuse.

19 janvier. La malade n'a plus du tout craché de sang.

La malade sort dans les premiers jours de février sans avoir présenté d'autres hémoptysies.

Observation VIII

Hémoptysies chez une tuberculeuse. Traitement par le sérum gélatiné à l'exclusion de tout autre hémostatique. (Ozanne. Thèse de Paris. 1899.

Jeune fille de 18 ans. Tuberculeuse.

Antécédents héréditaires. — Père mort de tuberculose ; mère de faible constitution ; jeune frère maladif.

Antécédents personnels. — Toujours délicate, elle n'a eu dans son enfance aucune maladie grave. Depuis deux ans chaque hiver des bronchites fréquentes l'ont obligée à interrompre son travail. Entré à l'hôpital Tenon pour hémoptysies abondantes, on met de suite la malade au traitement par le sérum gélatiné.

Le premier jour, injection de 80 c. c. d'une solution à 1 °/₀ clarifiée, stérilisée. Douleur au point injecté.

Le soir, vomissements sanguins. Le lendemain nouvelle injection de 80 c. c. ; Température : 37° 5; crachements de sang pendant la nuit. Le 3ᵉ jour, injection de 60 c. c. seulement. Température 38°. Crachats sanguinolents.

La malade, se plaignant de vives douleurs consécutives aux piqûres, est laissée une journée sans traitement; mais elle est reprise le lendemain d'une nouvelle hémoptysie.

Le cinquième jour, on refait une injection de 80 c.c. Température 38°7. Hémoptysie légère.

On continue les trois jours suivants à injecter 60 c.c. de solution. La température varie entre 37°6 et 38°. Comme l'état général est très satisfaisant et qu'il n'y a plus de crachements sanguins depuis 2 jours, le sérum gélatiné est complètement suspendu. Les hémoptysies ne reparaissent plus.

Pendant tout ce traitement, la malade ne prit que des aliments froids et des boissons glacées. Elle conserva le repos le plus absolu, mais elle ne fut soumise à l'action d'aucun autre hémostatique.

La gélatine a donc eu ici une influence indéniable. Le seul inconvénient qu'elle ait présenté est la douleur de l'injection. Il n'y avait pourtant aucune infection ; la température n'a jamais été au-dessus de 38°7. L'absorption de la gélatine n'a duré que 3 à 4 heures. Enfin les indurations des points injectés se résorbèrent sans complication en quinze jours.

OBSERVATION IX

Traitement des hémoptysies tuberculeuses (Huchard).— Thèse d'Ozanne. Paris, 1899.

Un jeune homme de 22 ans entre dans le service de M. Huchard. Son hérédité est nulle, son père et sa mère sont en bonne santé. Dans l'enfance il eut des convulsions.

Il y a trois mois, à la suite d'une toux sèche, hémoptysies abondantes ayant duré huit jours. Traitement ordinaire : ergotine, repos absolu, ventouses sèches. Les hémoptysies cessent.

Il reprend son travail et se met à l'huile de foie de morue et à la créosote.

Nouvelles hémoptysies. Il rentre à l'hôpital. Injections d'ergotine, ipéca. Les hémoptysies continuent d'être très abondantes. Boissons glacées avec 3grammes d'acide gallique. Ligature des membres sans succès. Injections de morphine. Les quintes de toux et les hémorragies continuent. C'est alors qu'on utilisa les propriétés coagulantes de la gélatine,

Le 10, on fit, au niveau de l'abdomen, une injection sous-cutanée de 100 cc. d'une solution à 7 p. 1000. Quelques crachements de sang. La température monte à 30° 6. Douleur au point de l'injection. Le lendemain 11; la peau est rouge, mais la pression n'est pas douloureuse. Nouvelle injection de 100 cc.; le soir, encore une hémoptysie, température : 39° 4.

Le 12, température : 38°, grande faiblesse, injection de sérum de 100 cc.

Le 13, injection de 100 cc.; hémorragie légère la nuit.

Le 14, injection d'ergotine. Plus d'hémoptysies, plus de température élevée.

Dans le cas présent, l'ergotine seule étant restée sans succès ne peut être considérée que comme adjuvant : ses propriétés vaso-constrictives se sont ajoutées à l'action coagulante de la gélatine. La gélatine peut donc rendre des services dans les hémoptysies graves et rebelles des tuberculeux.

Observation X

(Thèse d'Ozanne, Paris, 1899)

Traitement des hénoptysies chez les tuberculeux (Davesac).

Le docteur Davesac, de Bordeaux, se servit de gélatine à 2 %. chez deux tuberculeux atteints d'hémoptysies, ayant résisté à l'emploi de l'ergotine.

Dans le premier cas, il injecta très lentement dans la partie externe de la cuisse 50 cc. de sérum gélatiné à 37°. Pas de douleur ; réaction passagère et locale.

Cessation d'hémoptysies après l'injection.

Dans l'autre cas, 100 cc. injectés. Résultat aussi favorable.

CONCLUSIONS

1. Les recherches *in vitro*, les expériences *in vivo* et l'observation clinique démontrent que le sérum gélatiné· jouit de propriétés coagulantes. Il en est de même du chlorure de calcium, quoiqu'à un moindre degré.

2. Aussi a-t-on songé à les utiliser comme hémostatiques généraux.

3. Ce sont surtout les hémoptysies des tuberculeux qui bénéficient de ces propriétés.

4. Ces hémoptysies peuvent être divisées en trois variétés :
a. Hémoptysies congestives du début avec altération des petits vaisseaux et fluidité particulière du sang.
b. Hémoptysies dues à l'ulcération passive des petits vaisseaux par le processus tuberculeux.
c. Hémoptysies provoquées par la rupture d'anévrysmes de Rasmussen.

5. Le sérum gélatiné et le chlorure de calcium trouvent surtout leur indication lorsque l'hémorragie est due à une fluidité particulière du sang et a pour siège un vaisseau dont la lumière ne peut être oblitérée par les médicaments vasoconstricteurs.

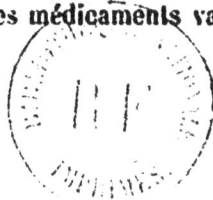

INDEX BIBLIOGRAPHIQUE

BOUCHARD et BRISSAUD. — Traité de Médecine, t. VII.

CAPITAN. — *Gazette des Hôpitaux*, 1900, n° 40.

CARNOT(Paul).— De l'hémostase par la gélatine (*Presse Médicale*, 1897).
— Bulletin Thérapeutique, 1897 et 1898.

CARRIEU. — Leçons cliniques faites à l'hôpital suburbain de Montpellier, 1901.

DASTRE et FLORESCO. — Action coagulante des injections de gélatine
sur le sang (*Archives de Physiologie*, 1896).
— Société de Biologie, 1896, 1897, 1898.

DEBOVE et ACHARD. — Manuel de Médecine, t. I.

GRANCHER. — Maladies de l'appareil respiratoire.

DEGUY. — La technique des injections sous-cutanées (*Journal des
Praticiens*, 1898).

HARRINGTHON-SAIMBOURG. — Traitement des hémoptysies (*Progrès
Médical*, 1899).

HUCHARD. — *Presse Médicale*, 1899.

LAFFONT-GRELLETY. — Thèse de Bordeaux, 1898.

LANCEREAUX et PAULESCO. — Bulletin de l'Académie de Médecine,
22 juin 1897.
— *Journal de Médecine interne*, 1898.

LANCEREAUX. — *Gazette des Hôpitaux*, 1900.

LYON (G.). — Traité de clinique thérapeutique.

MANQUAT. — Traité de Thérapeutique.

OZANNE. — Thèse de Paris, 1899.

PORCHERON. — Thèse de Paris, 1900.

Regett. — Thèse de Bordeaux, 1899.

Rogbt. — *Revue de Médecine*, 1901.

Senator (de Berlin). *Berliner klinische Wochenschrift*, n° 16, 1900.

Siredey. — Note sur l'emploi du sérum gélatiné dans le traitement des hémorragies (*Bulletin de la Société médicale des Hôpitaux de Paris*, 1898).

Traitement des hémoptysies chez les tuberculeux (*Médecine Moderne*, n° 40, 1900).

Triaphanthyllos. — Thèse de Montpellier, 1899.

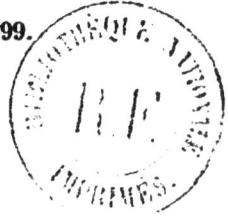

124

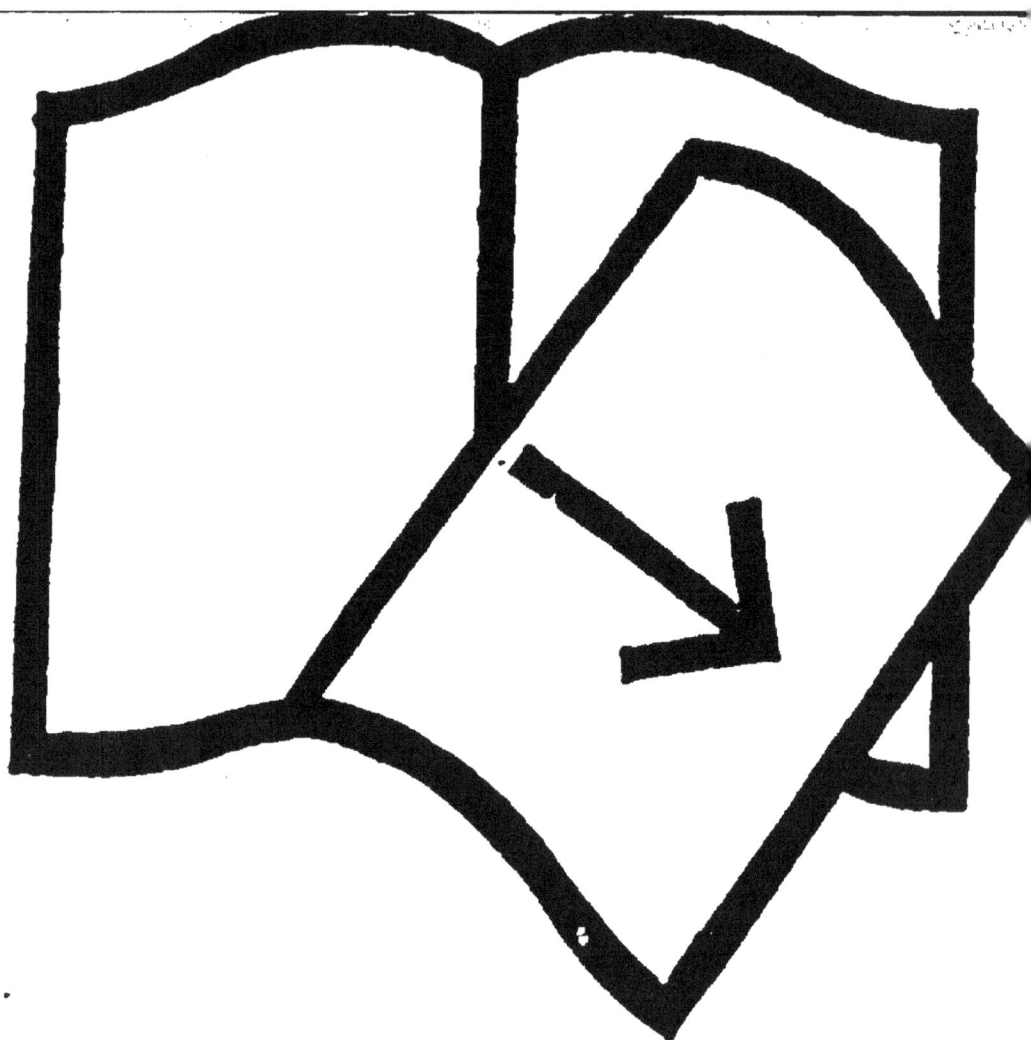

Documents manquants (pages, cahiers...)
NF Z 43-120-13

www.ingramcontent.com/pod-product-compliance
Lightning Source LLC
Chambersburg PA
CBHW051843250925
PP17099000001B/9